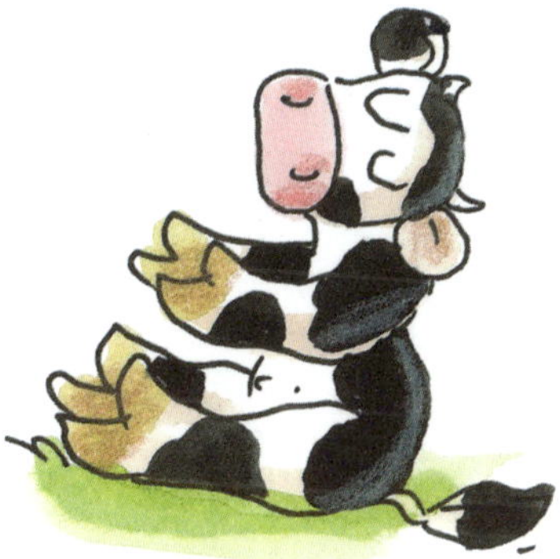

Die ruhende
Drei

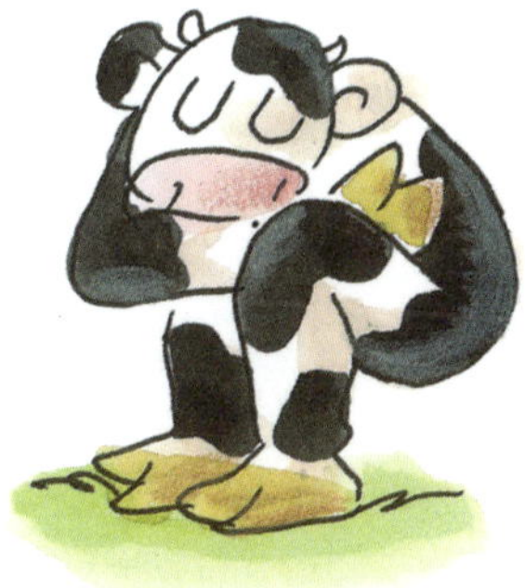

Die hockende
Vier

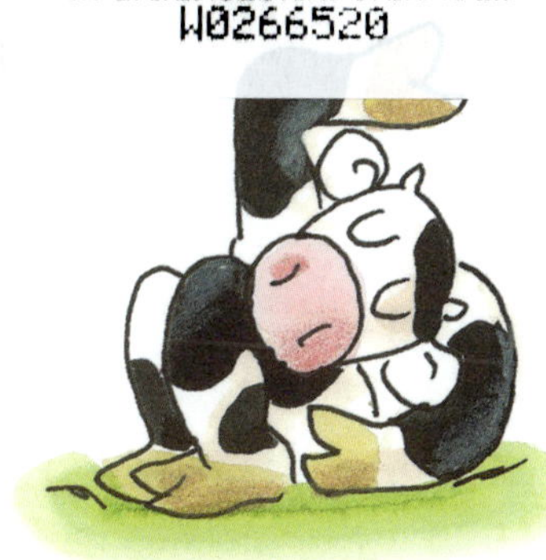

Die sitzende
Fünf

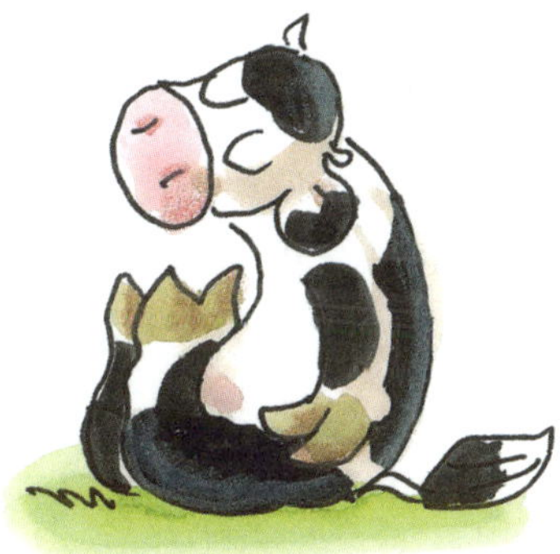

Die schaukelnde
Neun

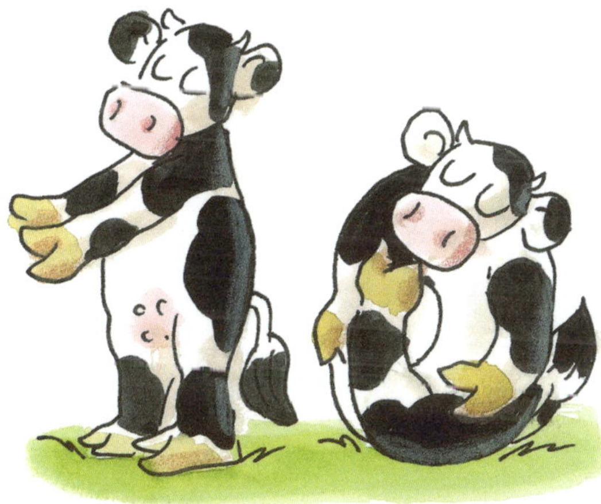

Die harmonische
Zehn

Klaus Puth, Jahrgang 1952, lebt in Mühlheim bei Offenbach und hat ein besonderes Faible für gezeichnete Tiere. Er veröffentlichte gans erfolgreiche Geschenkbücher (u. a. *Gans verliebt* und *Gans im Glück*), bevor er sich von den Gänsen ab- und den Kühen zuwandte. Nach *Du bist echt kuhl* folgte die Erfindung der beliebten Yoga-Kühe, von denen bei Eichborn erschienen sind: *Yoga für Kühe*, *Pflücke den Klee*, *Fröhliche Weihnachten mit den Yoga-Kühen, Alles Liebe mit den Yoga-Kühen, Bleib gesund mit den Yoga-Kühen.* Im Jahr 2010 entdeckte Klaus Puth, dass Yoga nicht nur bei Kühen höchst beliebt ist: *Yoga für Tiere.*

für Uschi

1. Auflage 2011

Umschlaggestaltung: Christina Hucke unter Verwendung einer Illustration von Klaus Puth
Gestaltung und Satz: Susanne Reeh
Reproduktion: Fotosatz Amann, Aichstetten
Druck und Bindung: Fuldaer Verlagsanstalt, Fulda
ISBN 978-3-8218-3683-6

FSC Mix
Produktgruppe aus vorbildlich bewirtschafteten Wäldern, kontrollierten Herkünften und Recyclingholz oder -fasern
www.fsc.org Zert.-Nr. SCS-COC-001554
© 1996 Forest Stewardship Council

Eichborn Verlag, Kaiserstraße 66, 60329 Frankfurt am Main
Mehr Informationen zu Büchern und Hörbüchern aus dem Eichborn Verlag finden Sie unter www.eichborn.de

Klaus Puth

Yoga für Kälbchen

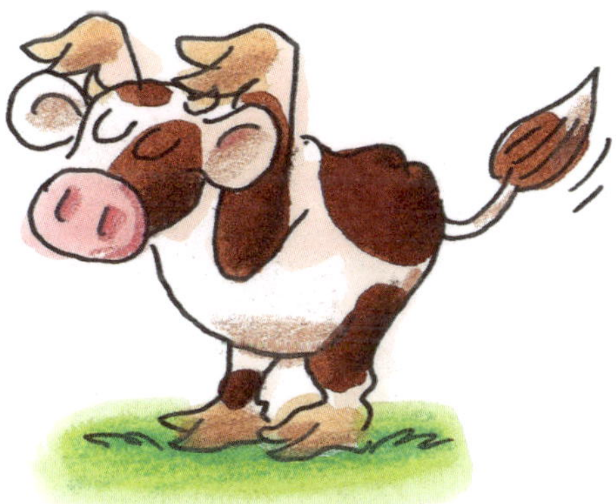

EICHBORN

Vorwort

»Kindskopf!«, sagt Linda.
Und als ich sie fragend anschaue, deutet sie mit dem Kopf in Richtung von Erichs Weide.

Es ist wieder einer dieser herrlichen Frühsommertage. Wir alle genießen die warme Sonne, das Zwitschern der Vögel und den Duft unserer grünen Wiese. Aber was sich auf Erichs Teil der Weide gerade abspielt, ist mit Sonne und Duft allein nicht zu erklären.
Macho-Erich, unser Superheld und cooler Alleinherrscher aller Weiden, tänzelt auf einem Bein. Und wir haben uns noch nicht von unserer Verblüffung erholt, da verfällt er plötzlich in einen kurzen Schweinsgalopp, stoppt abrupt, springt mit allen Vieren in die Höhe, läßt sich mitten zwischen die Gänseblümchen fallen, macht eine Rolle vorwärts, bleibt dann auf dem Rücken liegen und streckt alle viere von sich.
Uns bleiben die Münder offen stehen.

Drei Schrecksekunden später fängt Linda an zu lachen. Gundl prustet, Elsi hustet erschrocken, und Hilde gibt einen pfeifenden Ton von sich, der ein wenig klingt, als kämen ihr gleich die Tränen.

Nur Mildred ist völlig unbeeindruckt.
»Da schau«, sagt sie und kaut dabei an einem Sauerampferblatt.
»Erich übt wieder.«
»Wie – Erich übt?«, fragt Linda. »Was übt er denn? Rock 'n' Roll, Breakdance, Extremyoga …? Mit unserem Yoga hat das jedenfalls nichts zu tun.«
»Vielleicht so 'ne Art Freestyle«, sagt Mildred und schluckt den Rest Sauerampfer runter. »Erich hat immer so schräge Einfälle, und es wäre doch …«

»Erich freut sich ganz einfach.«
Plötzlich steht Nelli hinter uns. Erst jetzt fällt uns auf, dass Nelli gefehlt hatte.
»Wo kommst denn du jetzt her?«, will Elsi wissen und guckt erst zu Erich, dann wieder zu Nelli, dann wieder zu Erich, der immer noch reglos auf dem Rücken liegt.
»Nun … ich … äh … sagen wir, ich hatte noch etwas zu erledigen und …«
»Etwas zu erledigen«, wiederholt Elsi und lässt den reglosen Erich dabei nicht aus den Augen.
»Und wieso freut der sich so, hat er im Lotto gewonnen?«
Nelli lächelt.
»Naja, vielleicht so was Ähnliches.«

Erich ist inzwischen aufgestanden, steht am Zaun und grinst – mir kommt es vor wie immer – zu uns rüber.
Nelli lächelt zurück.

Und plötzlich haben es alle begriffen.
Außer Mildred.
Ich schlendere langsam zu ihr rüber und flüstere ihr etwas ins Ohr.
Mildred starrt mich an.
»Nee! Nicht wirklich! Erich und … äh, Nelli und Erich … die beiden … haben … werden …«
»Richtig«, sage ich, »sie bekommen Nachwuchs.«
Nelli nickt und lächelt ein bisschen verlegen, als sie merkt, dass wir sie verblüfft anstarren.

Und dann ist auf unserer sonst so beschaulichen Wiese die Hölle los.
Alle schreien, rufen, lachen, schütteln die Köpfe, rennen zu Erichs Zaun und zurück zu Nelli.
Eine Schar Krähen fliegt erschrocken aus dem alten Apfelbaum hoch, und zwei Hasen suchen eilig das Weite.
Erst langsam beruhigt sich die Gruppe.
»Also erst mal gehört es sich, den zukünftigen Eltern zu gratulieren«, sagt Elsi feierlich in die plötzliche Stille, nimmt eine förmliche Haltung ein und räuspert sich umständlich.
»Liebe Nelli, lieber Erich, die Überraschung ist euch gelungen, und wir wünschen euch alles …«
»Aber eines würde mich doch mal interessieren«, unterbricht Linda, die eine Frage offenbar besonders beschäftigt und es jetzt vor Neugier nicht mehr aushält.
»Wie habt ihr das denn …, ich meine, da ist doch ein Zaun und im Stall eine extra Box, und ihr müsst doch irgendwie …«

»Liebe überwindet alle Grenzen!«, dröhnt da ein sonorer Bass direkt hinter uns, und Erich blickt triumphierend in die Runde. Den kleinen Kratzer, den er sich beim Sprung über den Zaun geholt hat, ignoriert er.
»Muss ich mir jetzt ernsthaft Sorgen machen?«
Elsi schaut mich mit hochgezogenen Augenbrauen an und grinst ironisch.
»Vielleicht war auch einfach der Zaun nicht hoch genug. Man sollte dem Bauern mal einen Tipp zukommen lassen, sonst sind am Ende …«

Das näherkommende Motorengeräusch des Traktors unterbricht ihren Gedanken. Wir stellen uns gemächlich für den Heimweg auf.
Elsi steht plötzlich neben mir und stößt mich an.
»Was wird denn jetzt aus unserer Yogagruppe?«
»Kein Thema, erstmal macht Nelli wie gewohnt weiter und später übernimmt Erich …«
Und als ich Elsis entsetztes Gesicht sehe, muss ich laut lachen. Die anderen drehen sich verwundert zu uns um.
»Nee, kleiner Scherz. Nelli macht weiter wie immer, ich bin mir ganz sicher, dass sie sich später was Neues ausdenken wird, zum Beispiel« – und dabei schau ich zu Erich rüber – »Yoga für genervte Väter«.

Die Welt entdecken

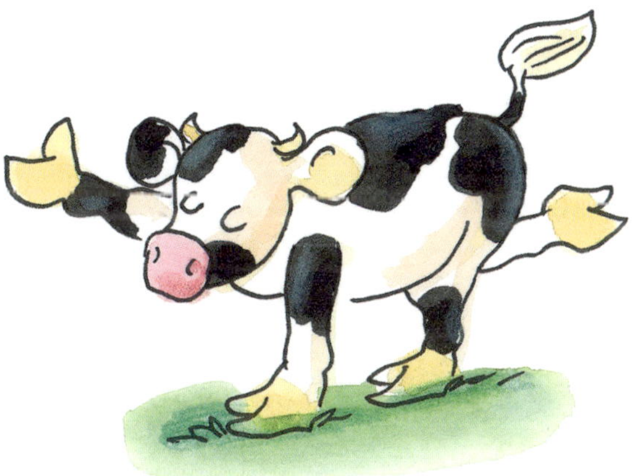

Den Laufstall öffnen

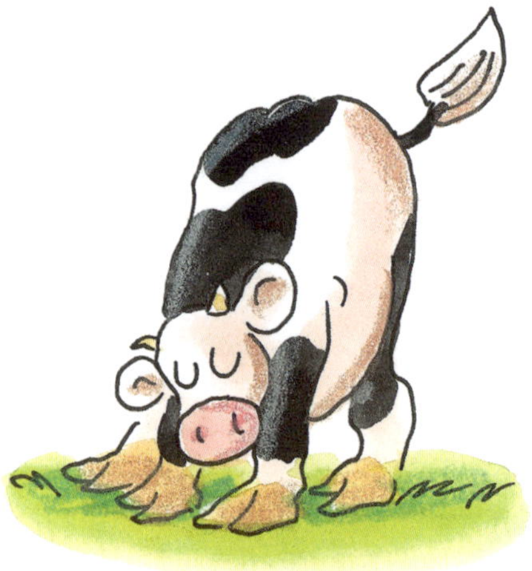

Die kleine Heuschrecke

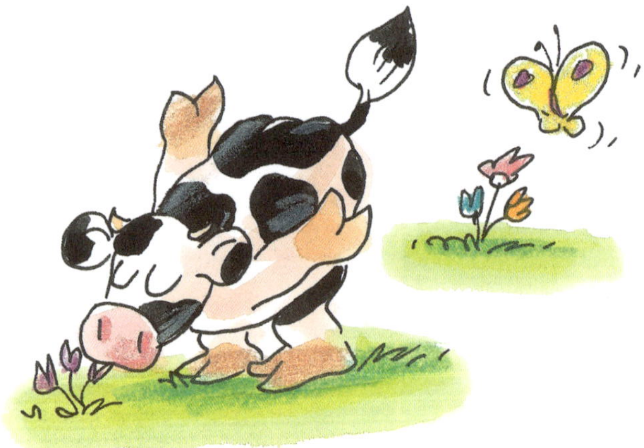

Das Maiglöckchen riechen

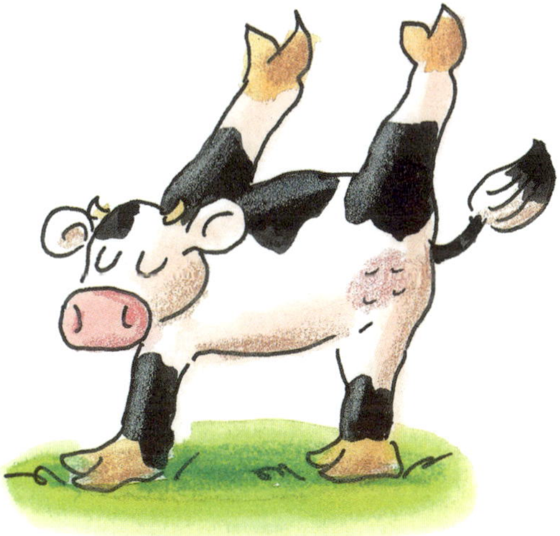

Der zweibeinige
Maikäfer

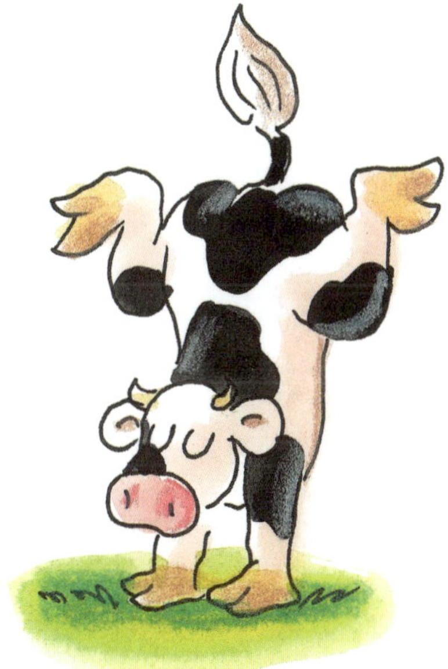

Der landende
Maikäfer

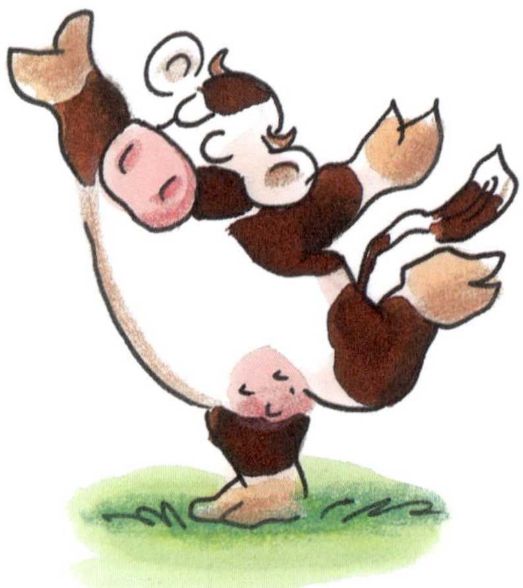

Das flatternde
Vögelchen

Der kleine Abenteurer

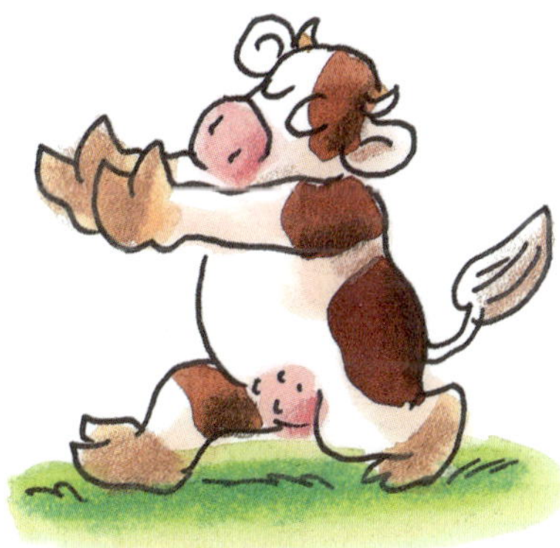

Den Puppenwagen
schieben

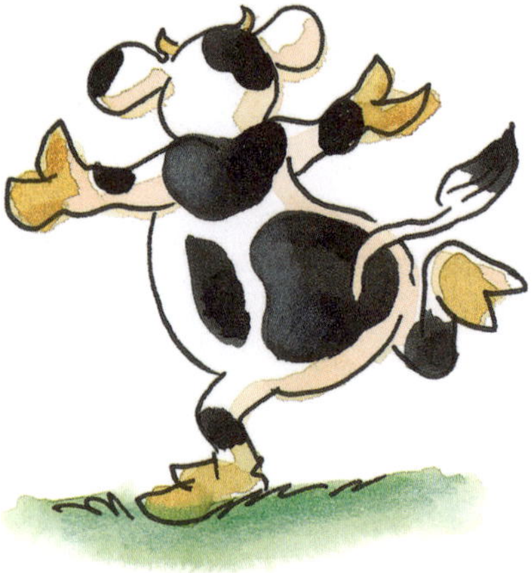

Der kleine Ausreißer

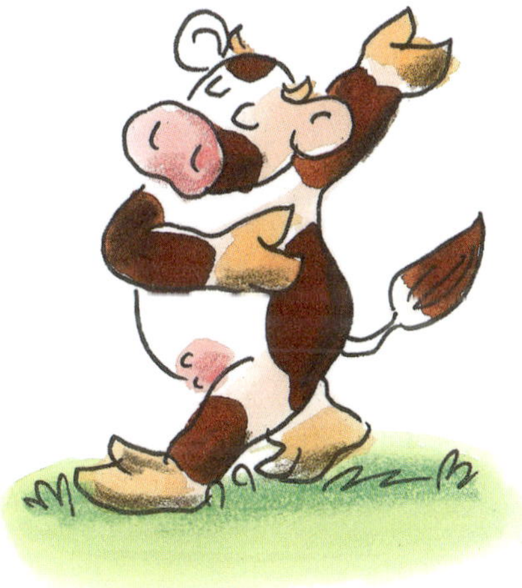

Den Schnuller wegwerfen

Den Schmetterling fangen

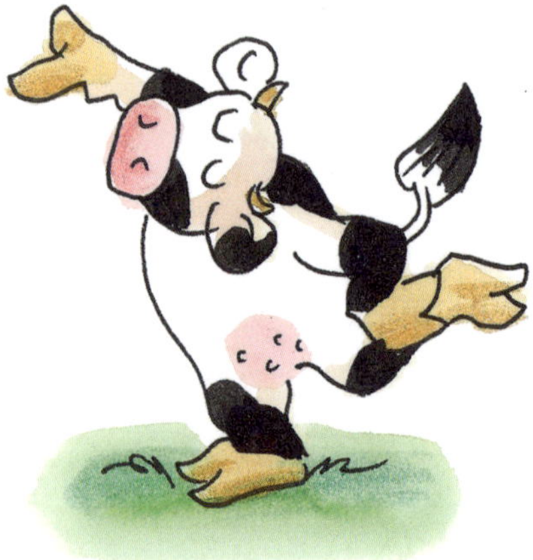

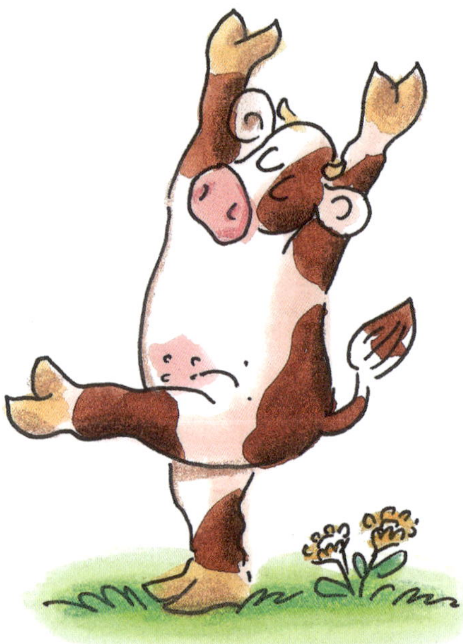

Das wachsende Gänseblümchen

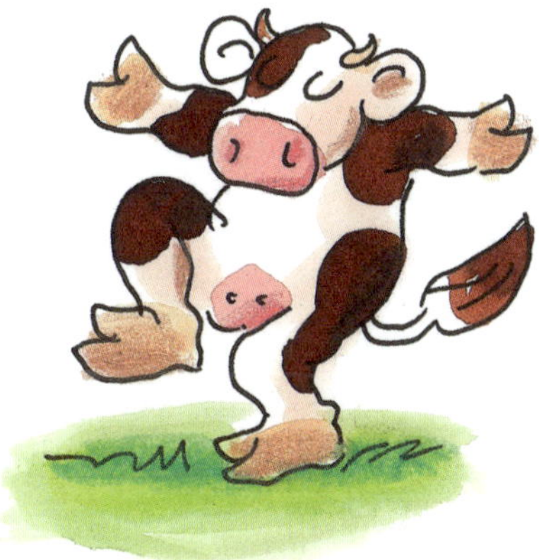

Die Sandburg
zertrampeln

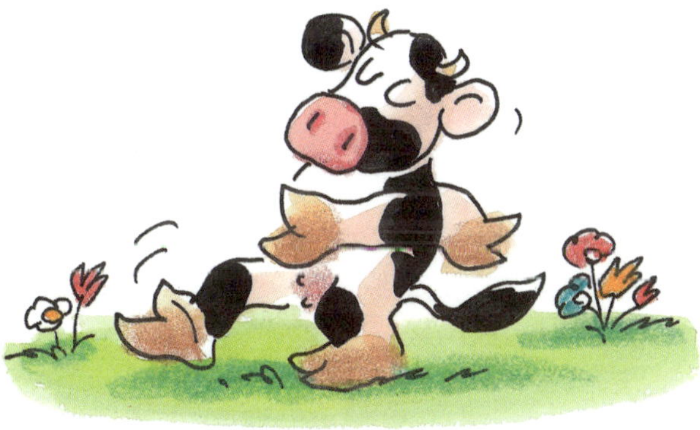

Der Gang über die Wiese

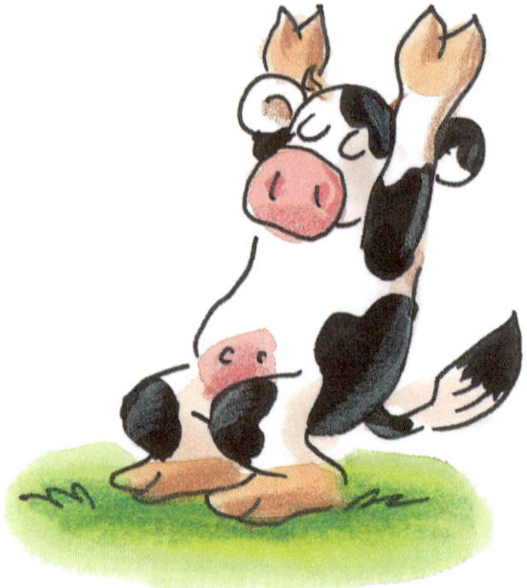

Die schwingende Kinderschaukel

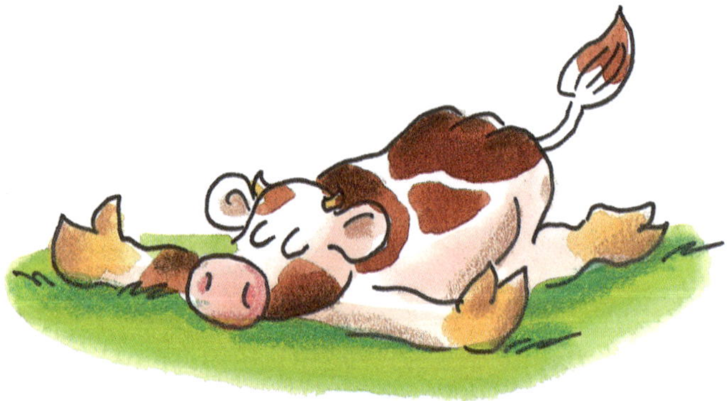

Das Babykrokodil

Der Gang auf die Spielwiese

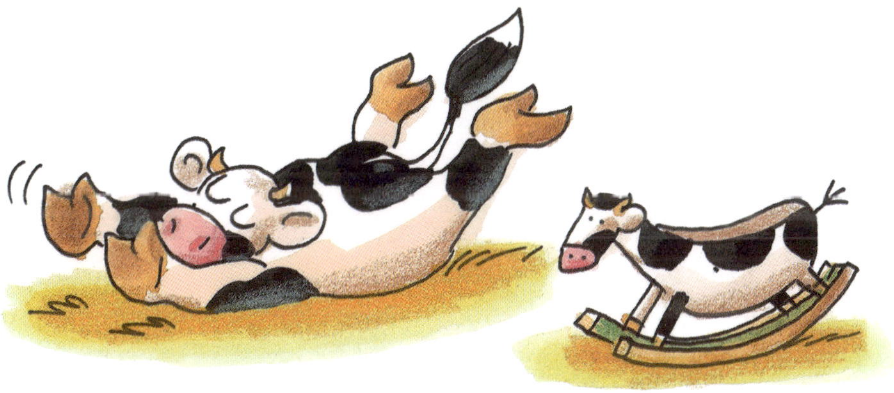

Das Schaukelpferdchen

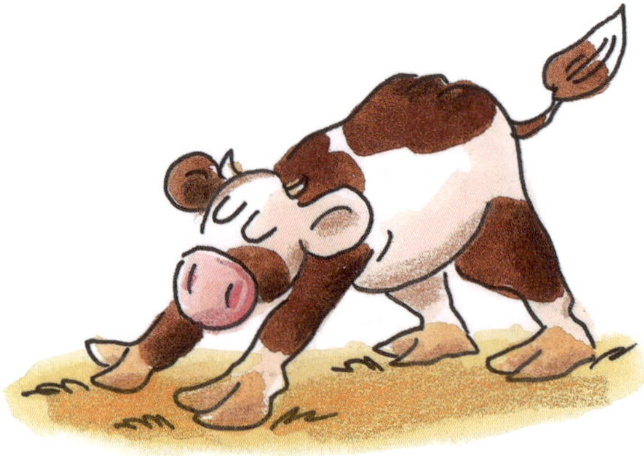

Die Kinderrutsche

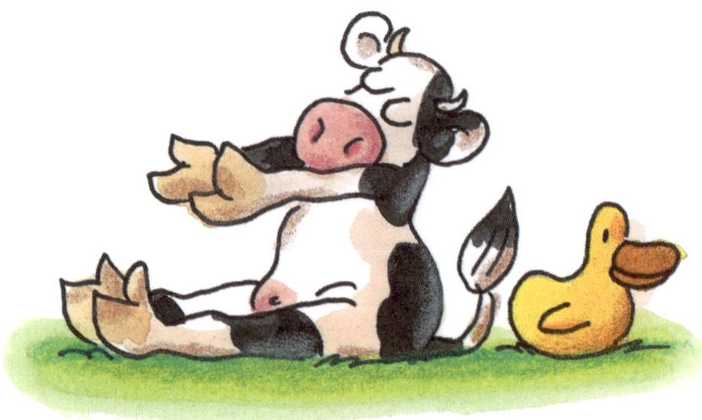

Das schwimmende Quietschentchen

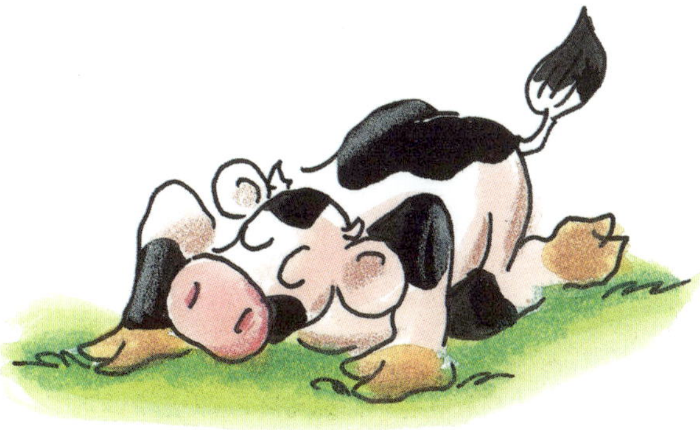

Die kleine Nervensäge

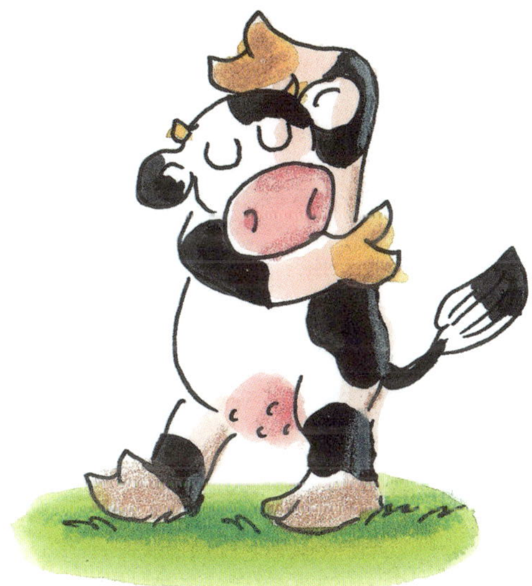

Die große Nervensäge

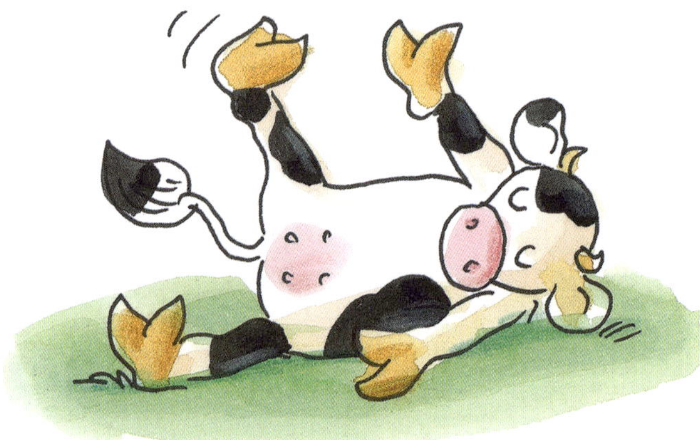

Das umgefallene Bauklötzchen

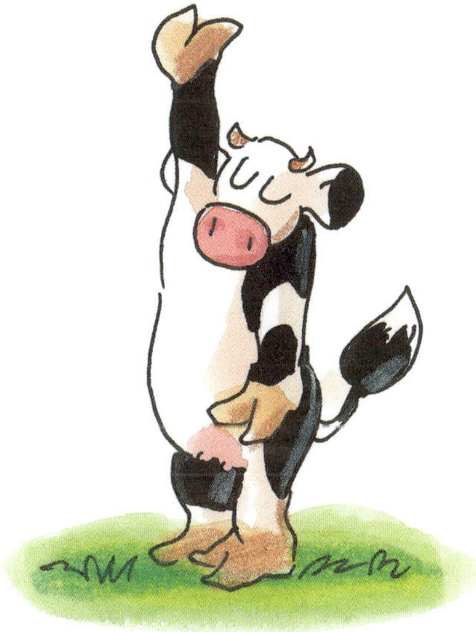

Die erste
Geburtstagskerze

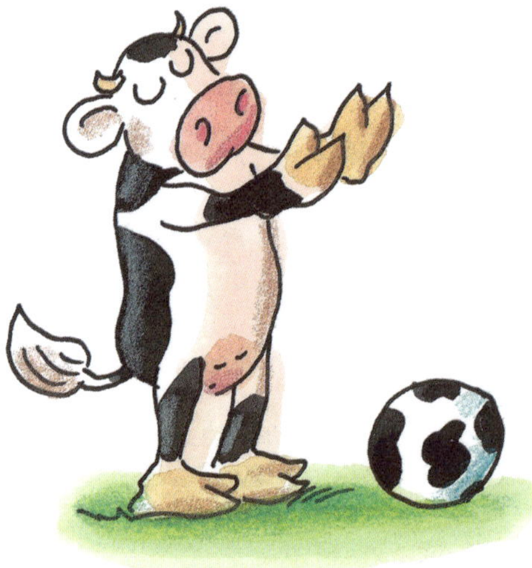

Den Ball fangen

Zur Ruhe kommen

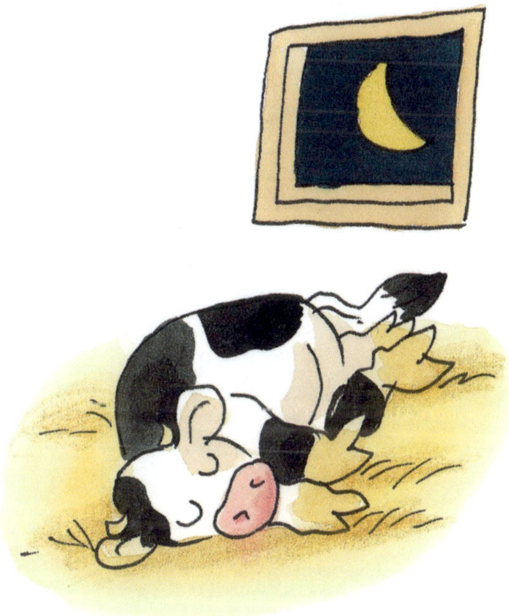

Die Gutenachtgeschichte hören

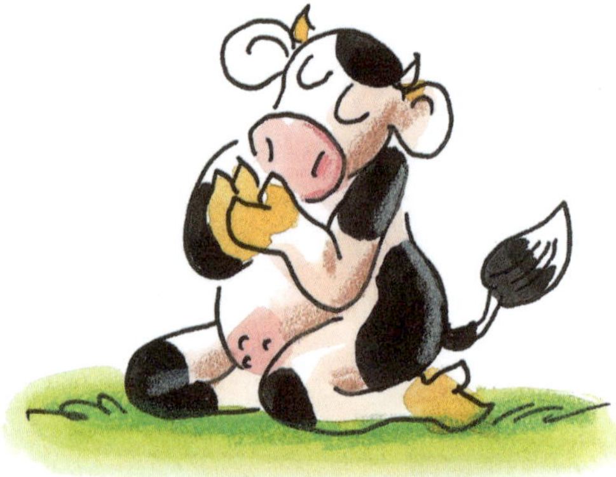

Den inneren
Zappelphilipp bändigen

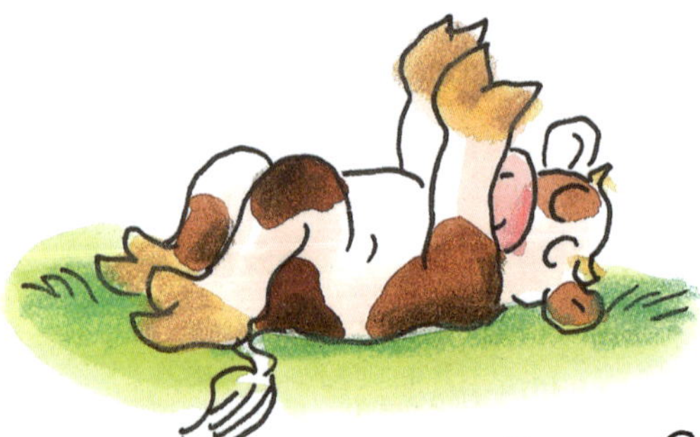

Das Sandmännchen
erwarten

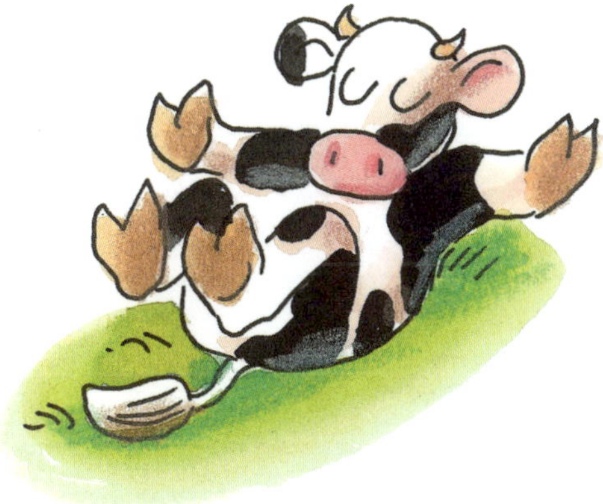

Das schlafende
Kuscheltier

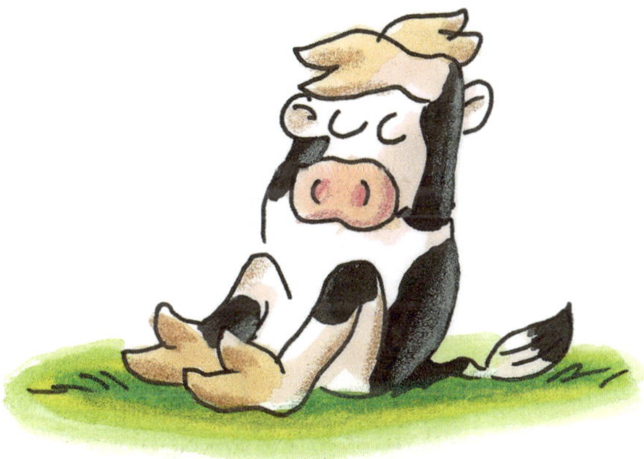

Sich in der
Schmusedecke verstecken

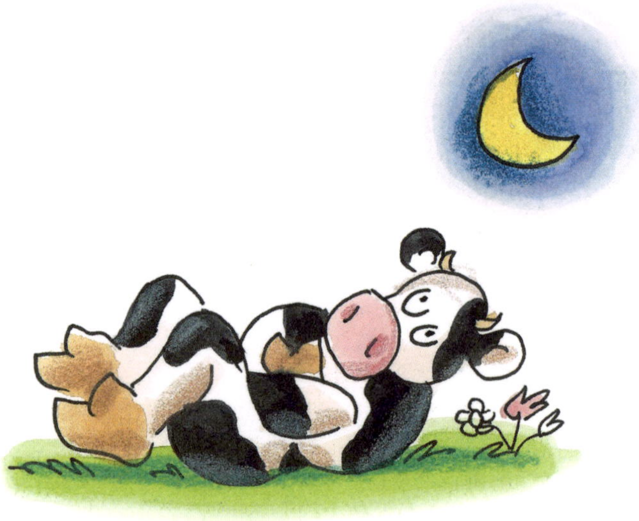

Das Sandmännchen
ignorieren

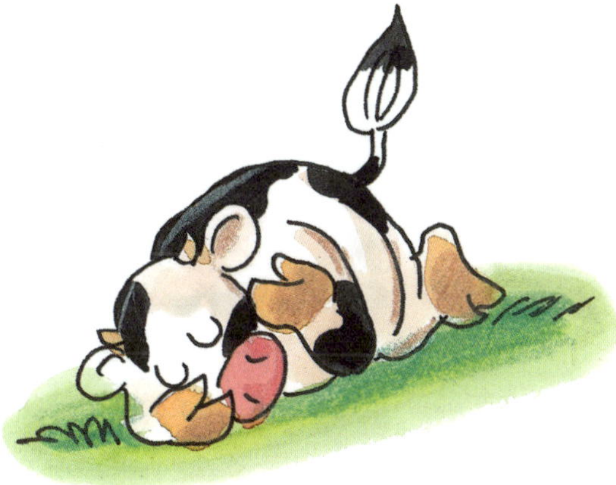

Die Schmollecke

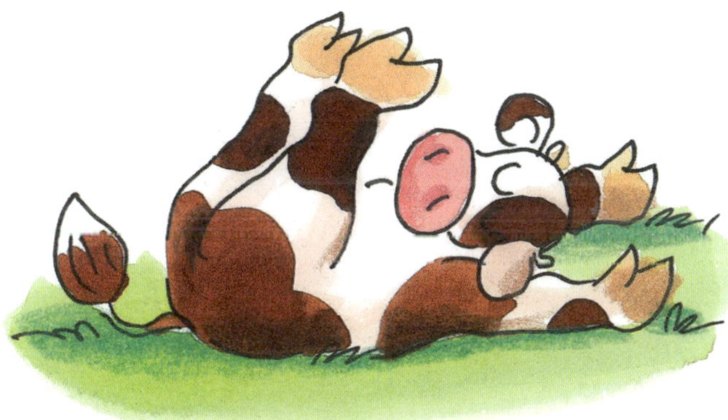

Der schlafende Maikäfer

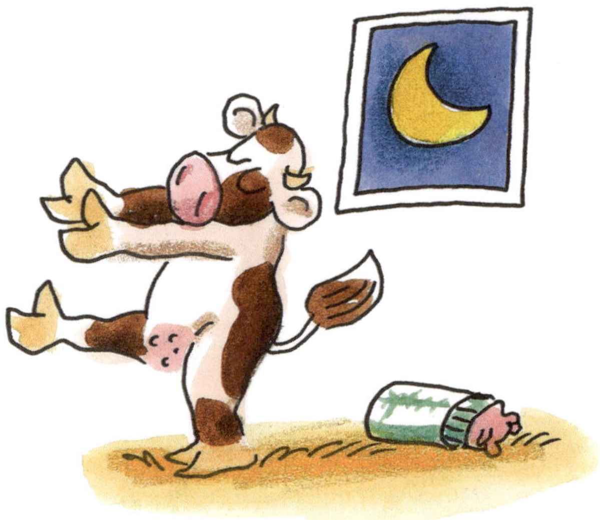

Das Mondkälbchen

Das hungrige Leckermäulchen

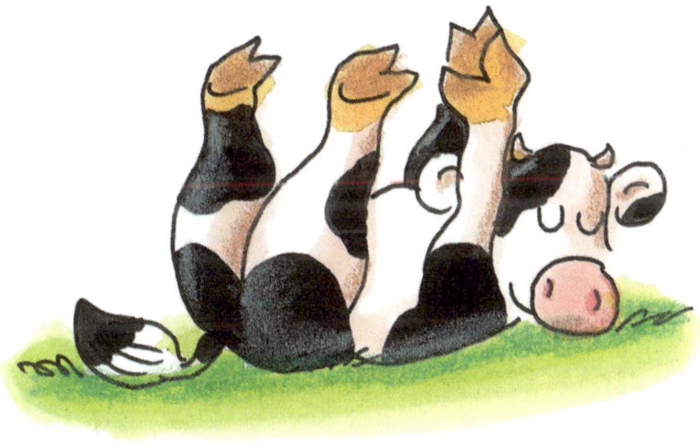

Das liegende
Milchfläschchen

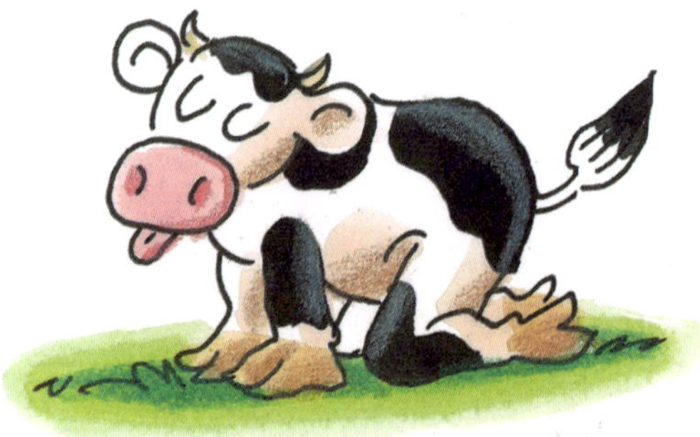

Den Spinatbrei ablehnen

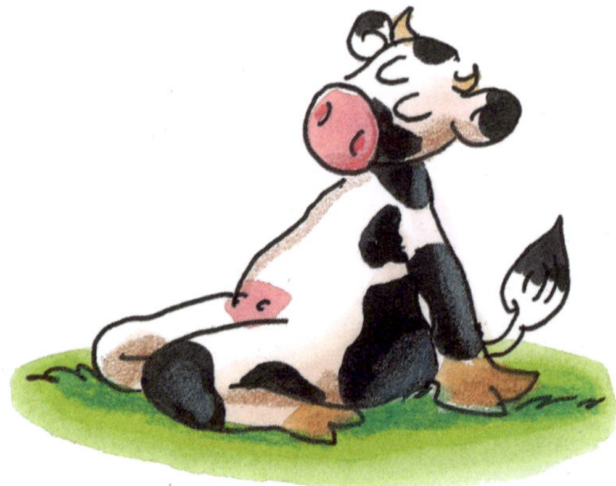

Den Schnuller Suchen

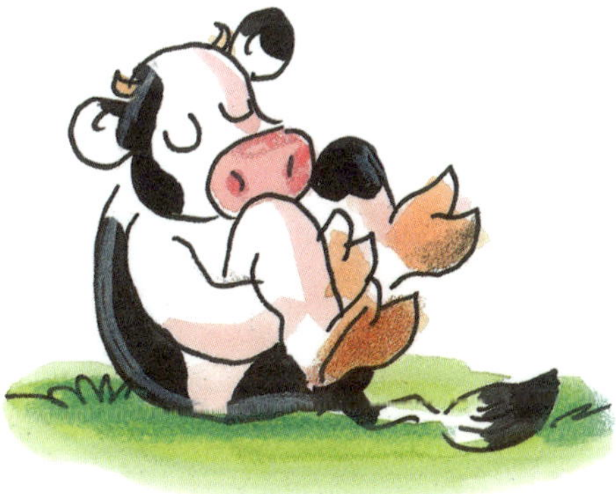

Das Bäuerchen erwarten

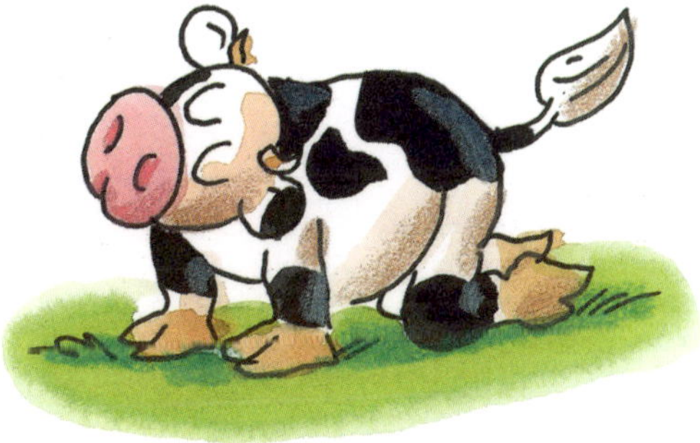

Das nasse Bäuerchen

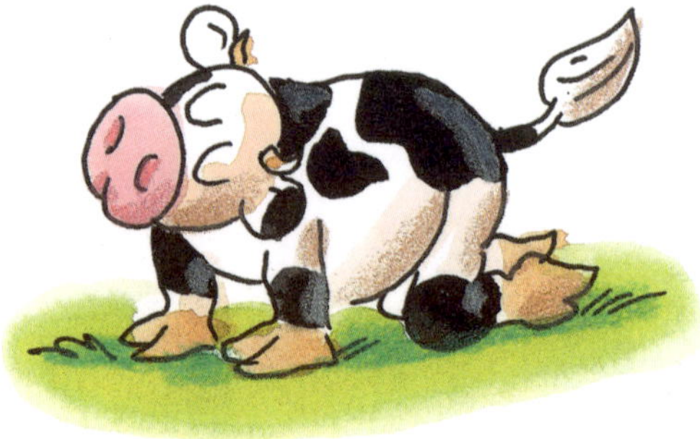

Den Griesbrei ausspucken

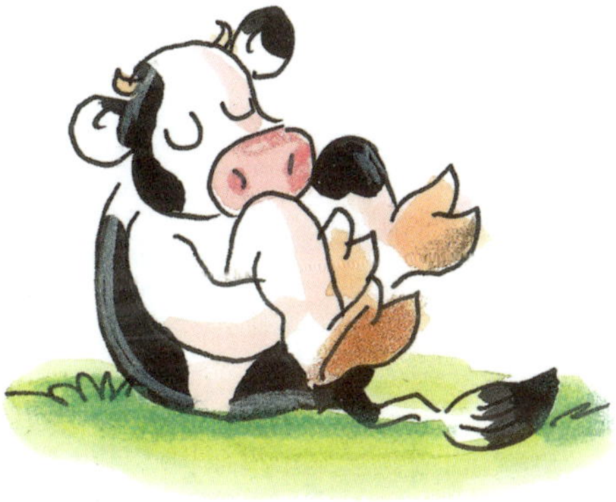

Die volle Windel

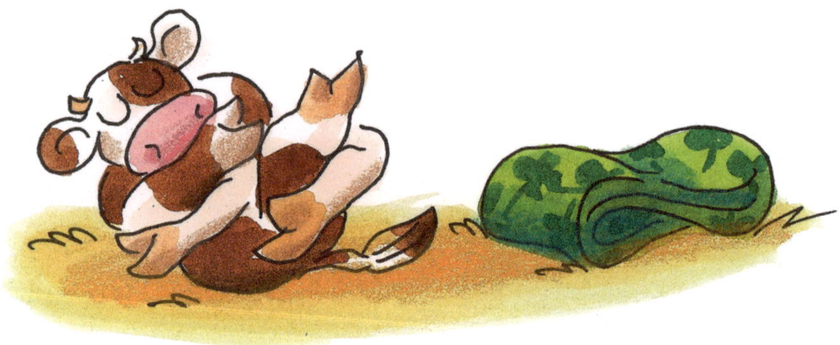

Die gefaltete
Schmusedecke

Den Ernst des Lebens erkennen

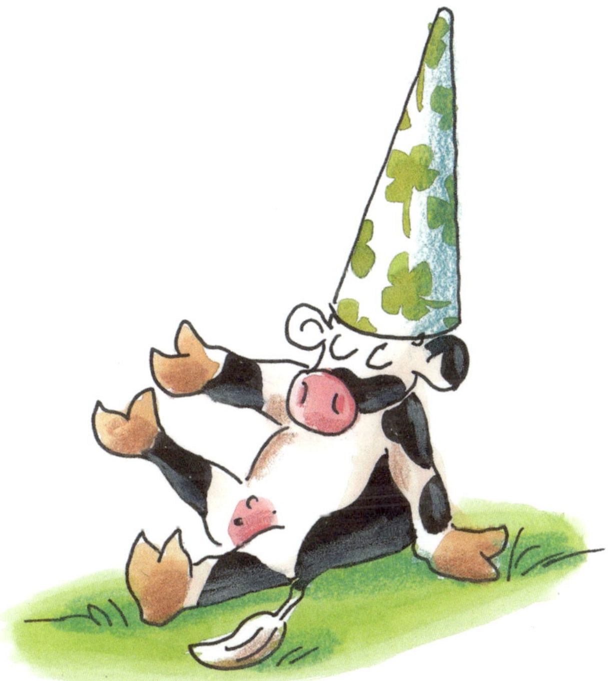

Den Ernst des Lebens
erkennen

Das kleine ABC

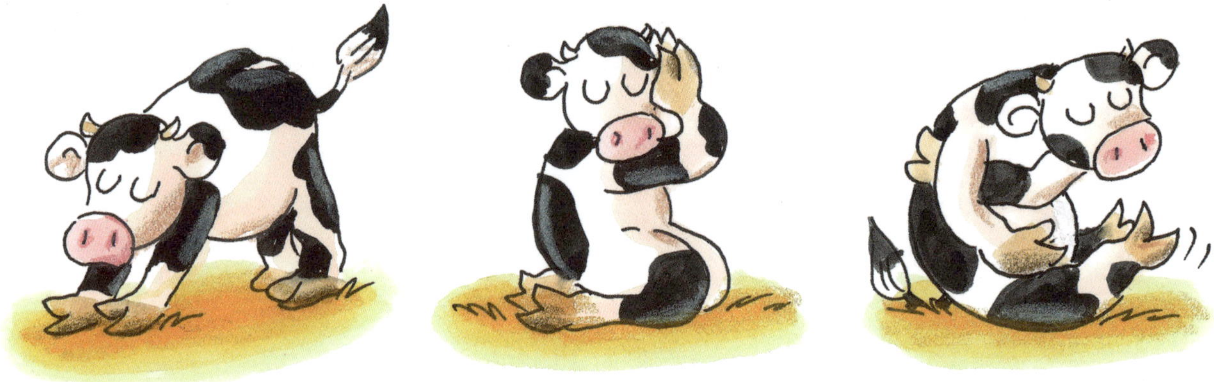

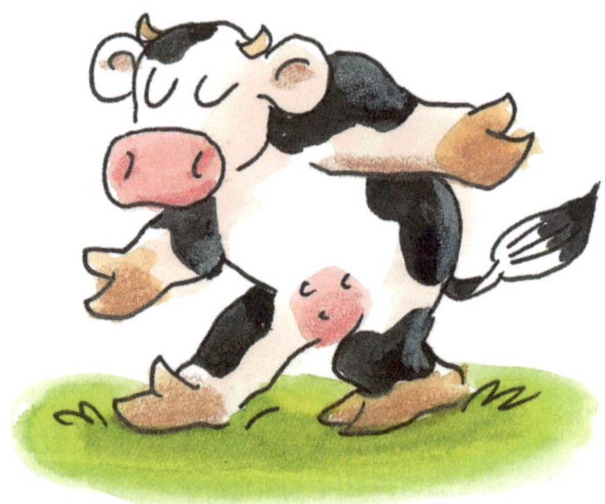

Der schwere
Schulranzen

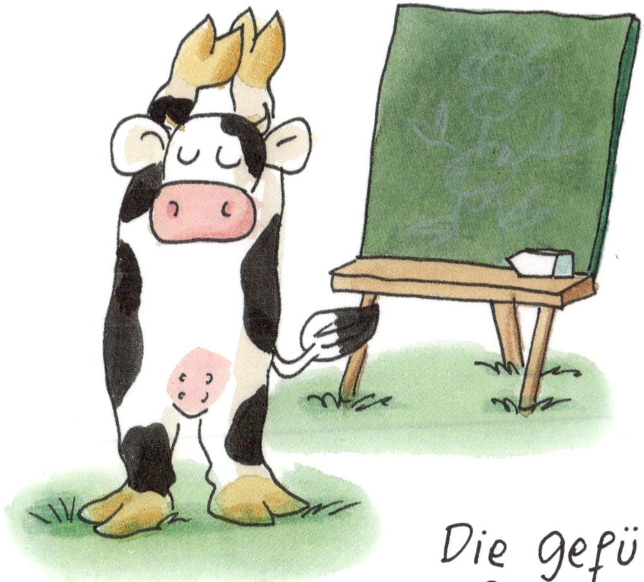

Die gefüllte Schultüte

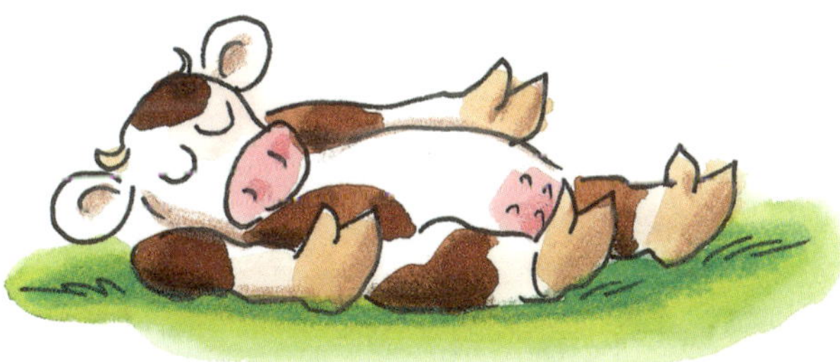

Die leere Schultüte

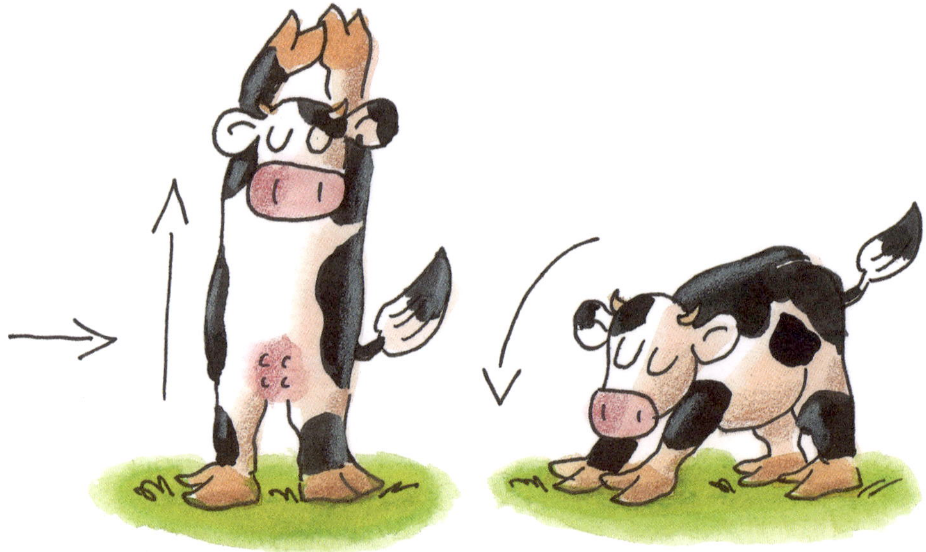

Aus der gefüllten Schultüte …

gehen wir ins

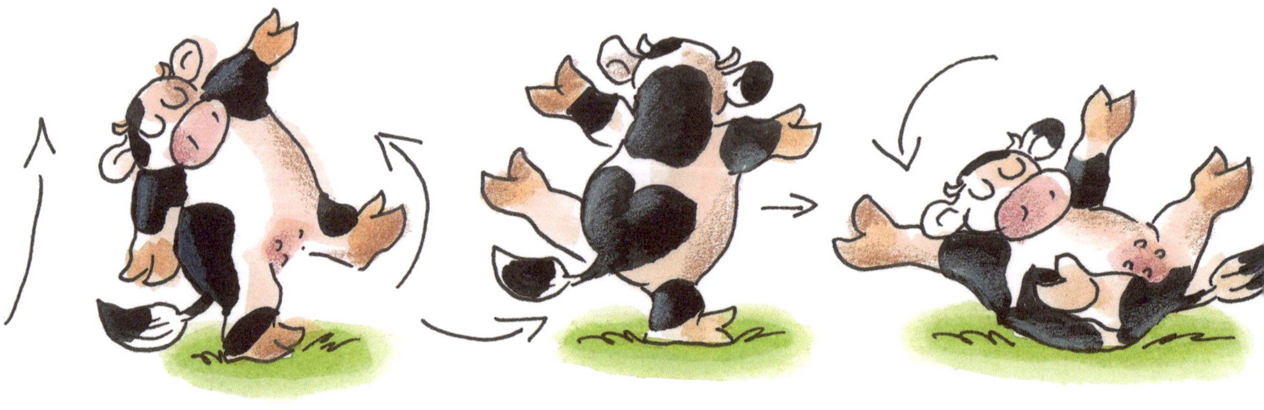

… leeren die Schultüte …

… strecken uns in den „Schulschwänzer"

… und über das aufgeklappte Schulmäppchen

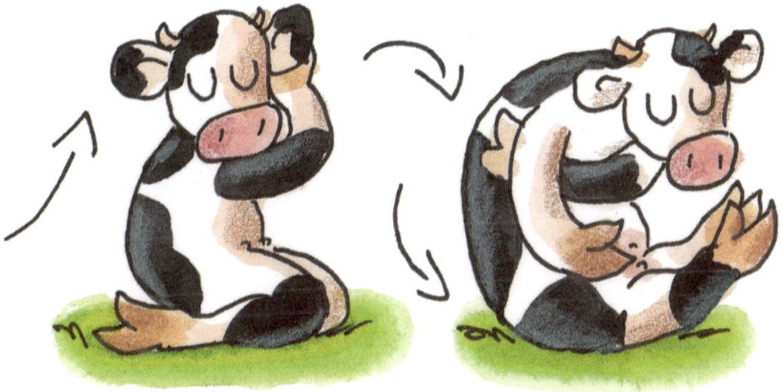

kleine ABC...

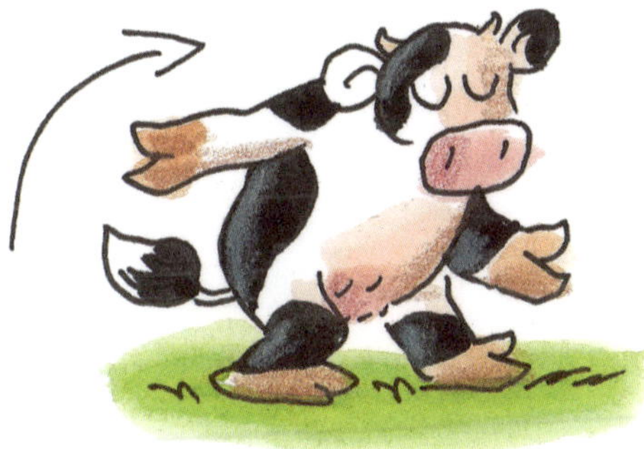

...tragen den schweren Schulranzen...

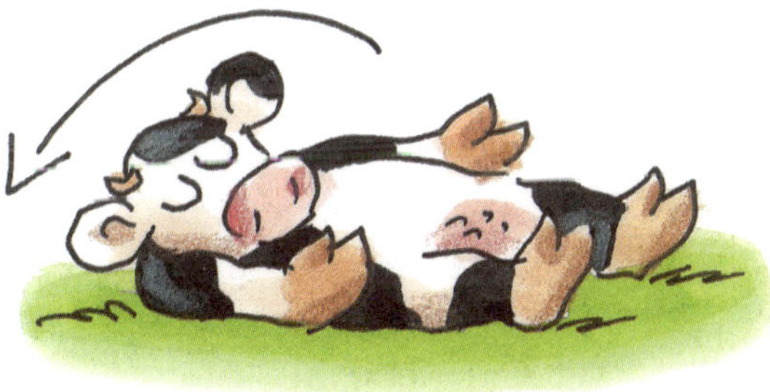

...und die „leere Schultüte"

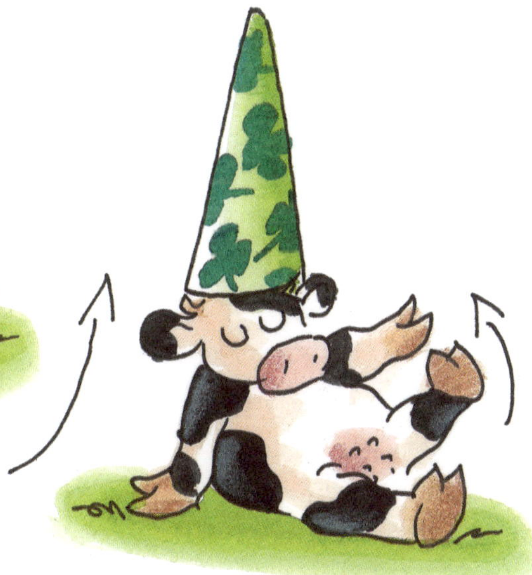

...erkennen wir „den Ernst des Lebens."

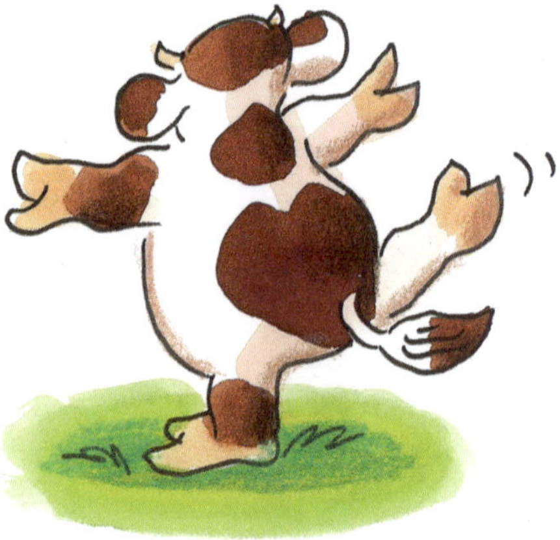

Die Schule schwänzen

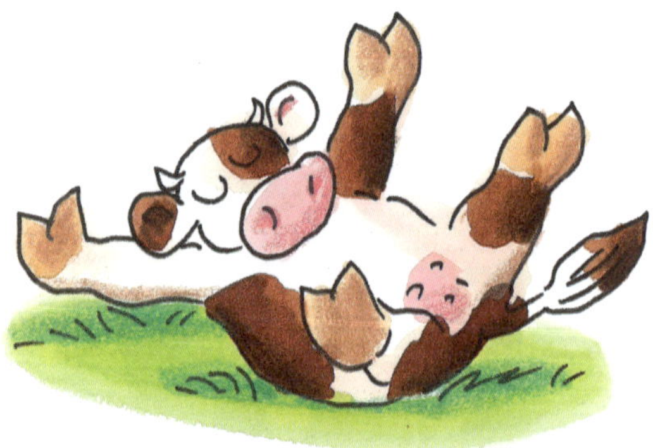

Das offene Schulmäppchen

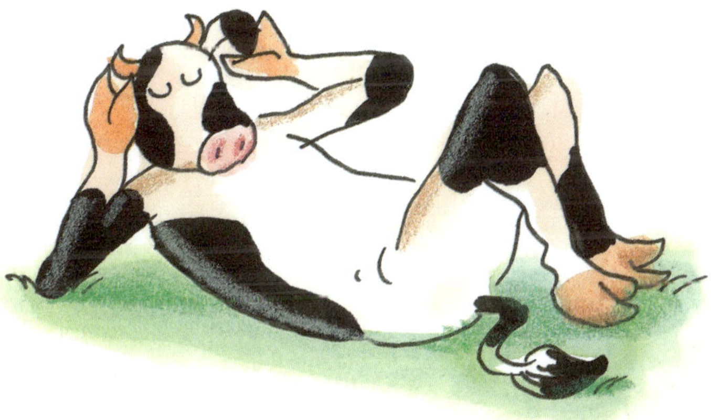

Das Babyphon überhören

Die volle Windel wechseln

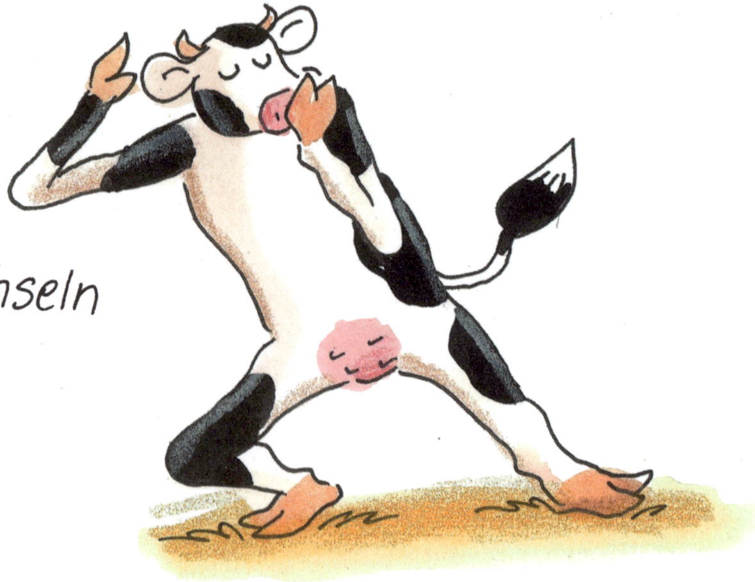

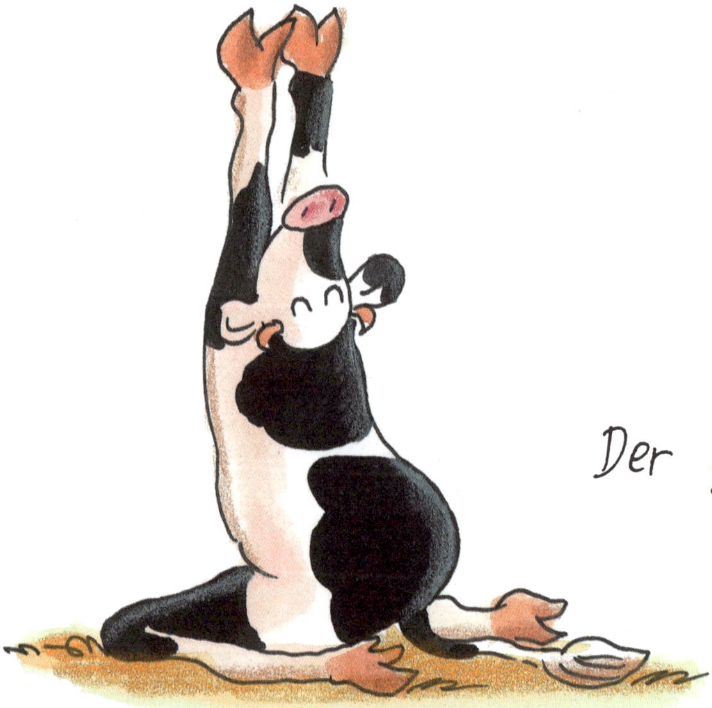

Der genervte Vater

Die Gutenachtgeschichte lesen

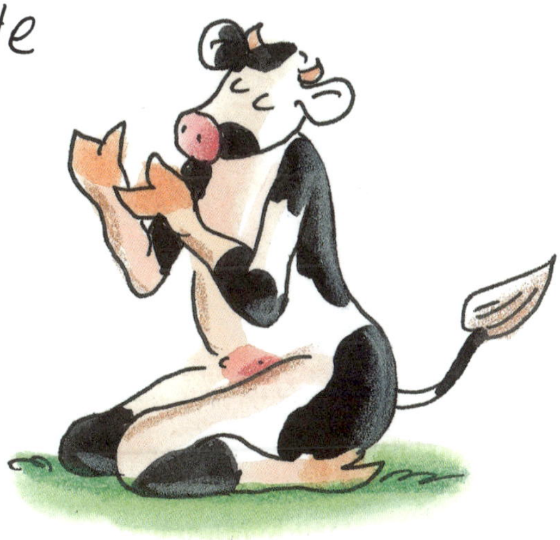

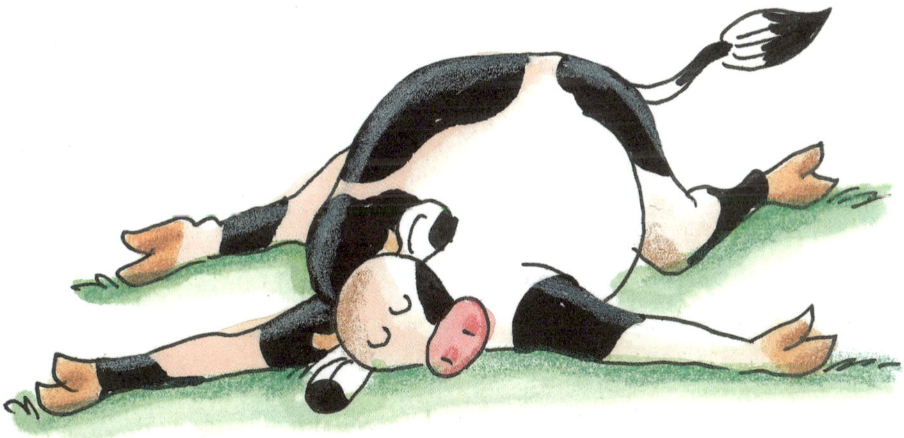

Die erschöpfte Großmutter

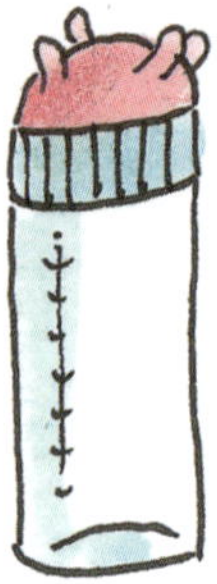

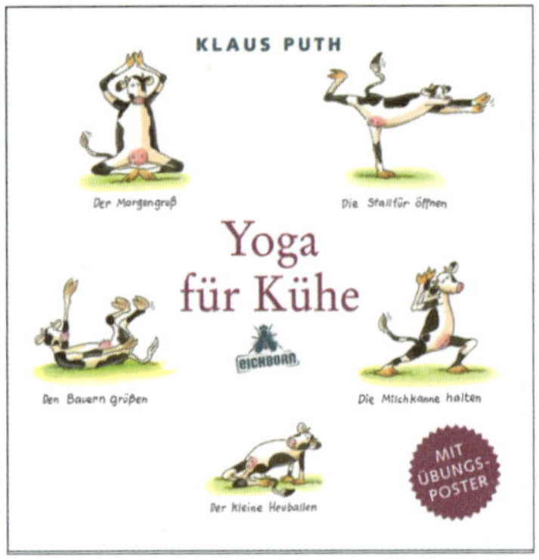

Klaus Puth
Yoga für Kühe
ISBN 978-3-8218-6025-1

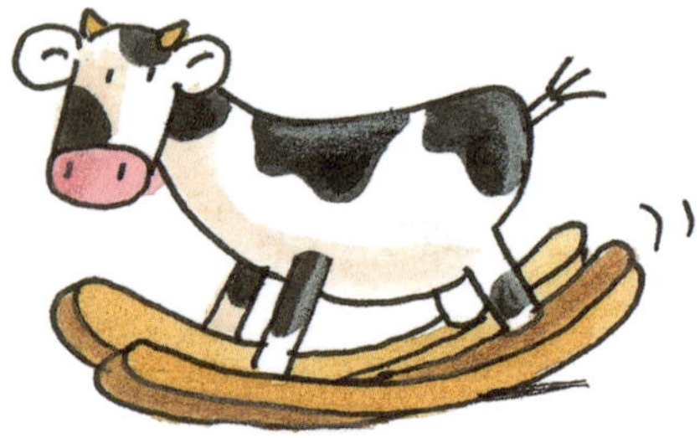

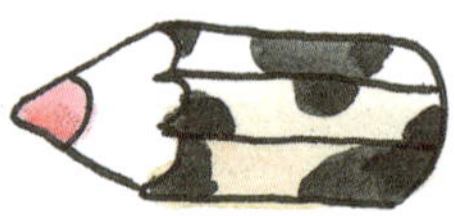

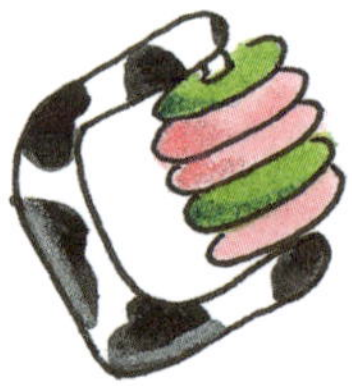

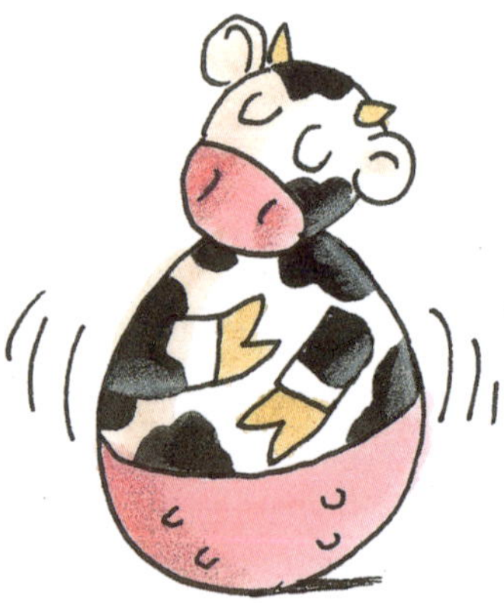

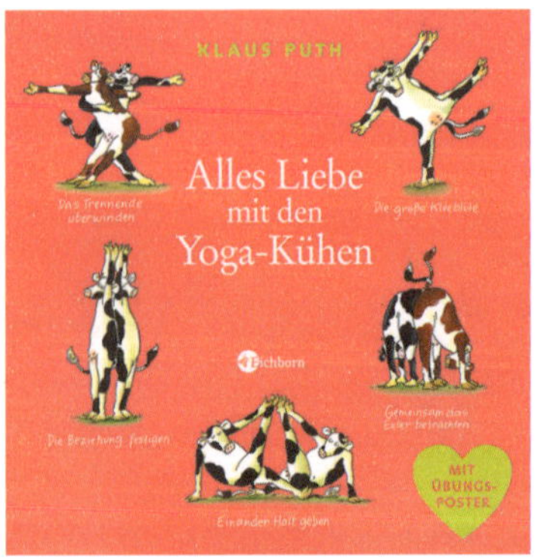

Klaus Puth
Alles Liebe
mit den Yoga-Kühen
ISBN 978-3-8218-6049-7

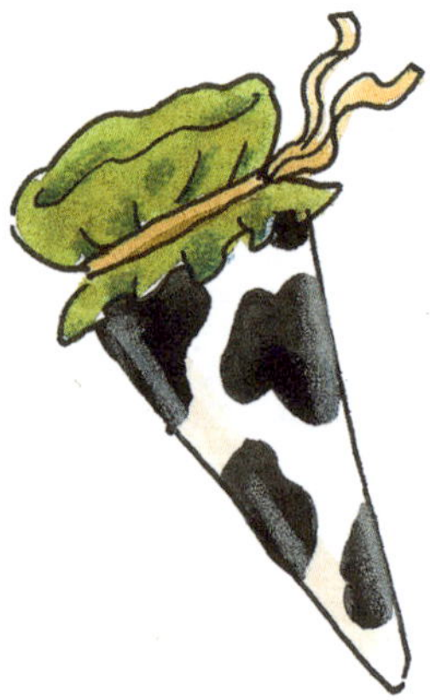